A
M. BORIES,

PHARMACIEN DE MONTPELLIER.

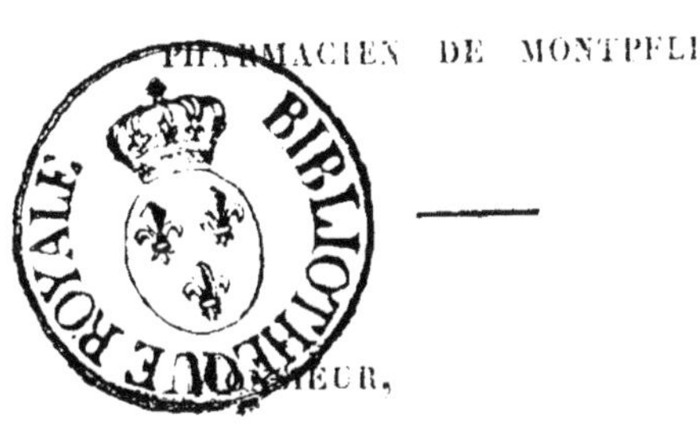

MONSIEUR,

J'ai reçu, le 3 de ce mois, une lettre de vous, sur laquelle je ne comptais pas. Les opinions que j'ai exprimées à M. Vauquelin relativement à votre prétendue découverte, me paraissant établies sur des faits positifs, je n'aurais pas cru que vous fussiez tenté de les combattre; et après vous avoir lu, je persiste à croire que vous auriez bien fait de vous en abstenir. Si mes assertions n'avaient pas été étayées d'un assez grand nombre de preuves, la lettre que vous venez de m'écrire m'en eût offert de nouvelles. Elle porte donc en elle-même les élémens de sa réfutation, et ce motif m'avait engagé d'abord à garder le silence; mais vous paraissez si vivement désirer une réponse, qu'il y aurait de la cruauté à vous la refuser. Je me hâte donc de vous dire qu'en parcourant votre Épître avec attention, j'ai vu que vous m'y donniez des conseils et des éloges assaisonnés de reproches; j'y ai trouvé des assertions qui m'ont paru inexactes; enfin vous y attaquez certains passages de la Lettre que j'ai eu l'honneur d'écrire à un illustre chimiste, et vous me demandez sur quelques autres des explications.

Je me propose de vous répondre sur ces différens objets, et comme il est très-important de mettre de l'ordre dans cette discussion que vous venez de compliquer, voici celui que j'adopterai :

Je commencerai par étayer de nouvelles preuves puisées dans votre Lettre elle-même, les opinions que j'ai émises dans celle que j'ai écrite à M. Vauquelin. Ensuite je défendrai les passages de ma Lettre que vous attaquez; je tâcherai de vous développer d'une manière satisfaisante ceux sur lesquels vous me demandez des explications; enfin je discuterai celles de vos assertions qui me paraissent tout-à-fait inexactes et qui méritent d'être réfutées.

Quant aux conseils paternels que vous voulez bien me donner, aux éloges et aux reproches que vous m'adressez, vous me permettrez de garder sur ce sujet un silence absolu. Si je touchais cette corde nous nous trouverions entraînés dans des discussions purement personnelles, dans lesquelles nous ne serions jamais d'accord et que nous ferons par conséquent très-bien de laisser de côté. C'est afin de les éviter que je m'abstiendrai de prononcer dans cette Lettre les mots de *délicatesse*, *bonne foi*, *loyauté*, *considération publique*, etc., etc., que vous me paraissez avoir un peu trop prodigués dans la vôtre; je vous préviens même que si vous désirez de nouvelles réponses aux Lettres que vous pourriez m'écrire, il faudra avoir la bonté de suivre mon exemple à cet égard. Nous nous trouvons accidentellement dans une ville où nous sommes inconnus l'un et l'autre, et croyez que l'on n'y juge pas les gens seulement sur leur langage. Pour ce qui est du pays que nous habitons, le caractère de chacun de nous y est apprécié depuis long-temps, et les expressions dont nous pourrions nous servir dans cette circonstance ne changeront en rien l'opinion sur notre compte.

Je vous dirai, d'ailleurs, que les expressions que je vous ai signalées ne conviennent nullement dans une discussion scientifique; ici, il faut des faits positifs, des raisonnemens justes et concluans; je tâcherai autant qu'il sera en moi de me conformer à ce principe que je viens de poser.

J'entre en matière :

Dans ma Lettre à M. Vauquelin, j'ai cherché à établir que vous aviez complètement ignoré les propriétés désinfectantes du chlorure de chaux. Pour prouver ce que j'avançais, j'ai fait observer que vous traitiez la dissolution de ce chlorure par l'acide sulfurique, et que dès-lors ce n'étaient pas les propriétés désinfectantes de ce composé que vous aviez signalées, mais celles du chlore libre, qui sont connues depuis si long-temps. Il n'y a rien à répondre à cet argument. Aussi, en cherchant à le combattre, vous avez été amené à des aveux dont vous n'avez pas prévu les conséquences.

« La seule différence qui existe entre l'appli-
» cation que M. Masuyer et moi avons faite des
» chlorures comme moyen désinfectant, et celle
» de M. Labarraque, est la suivante : M. Ma-
» suyer et moi avons employé un acide pour
» dégager le chlore, tandis que M. Labarraque
» se sert de l'action de l'air ou de celle de l'acide

» ou des acides qui sont le résultat de la fer-
» mentation (1). »

Il y a donc une différence entre le procédé de M. Labarraque et votre moyen préservatif. Cette différence, j'aime à vous l'entendre dire, consiste dans l'emploi que vous faites *d'un acide pour dégager le chlore* (2). Mais que faisait Guyton de Morveau pour désinfecter? *il dégageait aussi du chlore*; et retirer ce gaz du chlorure de chaux ou de l'acide hydrochlorique est, ce me semble, une chose assez indifférente; je dis plus: si j'avais à choisir, je préférerais, sans contredit, le procédé de Guyton, parce qu'il est plus économique, et que le chlore se développant avec lenteur, ne peut point donner lieu à ces accidens graves qui seraient le résultat inévitable du mode que vous avez indiqué. Je reviendrai sur ce dernier point.

Vous n'avez donc fait autre chose que répéter ce que Guyton, et d'autres après lui, ont dit des

(1) Je crois que vous auriez été plus exact, si vous aviez dit que M. Labarraque ne se sert que du chlorure de chaux, et qu'il se borne à mettre ce chlorure liquide en contact avec le miasme, l'émanation putride, etc.

(2) « M. Bories n'a donc vu, dans le chlorure de chaux, qu'un » composé dont il pourrait extraire du chlore par l'intermédiaire » d'un acide. »

(*Lettre à M. le chevalier Vauquelin*, pag. 5.)

propriétés désinfectantes du chlore gazeux; seulement, vous avez proposé, pour l'obtenir, un procédé autre que celui dont on faisait usage. C'était à cela que j'avais réduit votre travail (1).

Mais plus sévère envers vous que je ne l'ai été moi-même, voyez la position dans laquelle vous vous êtes placé en avouant que M. Masuyer soumet comme vous le chlorure de chaux à l'action des acides (2). Vous ne pouvez rien réclamer auprès de M. Labarraque, puisque vous avez reconnu que ses moyens de désinfection diffèrent des vôtres; et d'autre part, le travail de M. Masuyer étant antérieur de onze années à celui que vous avez publié, vous n'êtes pas même l'auteur de ce procédé, pour obtenir le chlore, dont vous vous êtes servi. Que vous reste-t-il?

Insister plus long-temps sur ce point, vous presser de questions, serait peu généreux de ma part; je me borne donc à conclure, comme dans ma première Lettre, que vous n'avez signalé, en 1822, que les propriétés désinfectantes et si con-

(1) « Le moyen préservatif de M. Bories n'est donc autre chose » qu'un procédé, pour obtenir du chlore, différent de celui que » l'on suit ordinairement. »

(*Lettre à M. le chevalier Vauquelin*, pag. 4.)

(2) Je ne connais point le travail de M. Masuyer, et je raisonne sur les données que vous me fournissez à cet égard.

nues du chlore libre, et que vous n'avez nullement aperçu celles du *chlorure de chaux* (1) : mais dans cette Lettre que je viens de rappeler, j'avais été plus loin, j'avais avancé qu'il était très-douteux que vous eussiez connu ce chlorure à l'époque où vous publiâtes votre Mémoire, et j'avoue que cette assertion a dû vous paraître piquante. S'entendre dire que l'on n'a pas connu un corps dont on prétend s'être servi, et dans lequel on aurait découvert une propriété remarquable, n'est point une de ces choses qui puissent faire plaisir ; aussi j'espérais que vous feriez tous vos efforts pour détruire mon assertion à cet égard. Et je ne dois pas vous cacher que vous avez trompé mes espérances sous ce rapport. Vous avez combattu d'une manière si faible et si peu adroite les motifs sur lesquels elle est établie, qu'ils en ont acquis plus de force à mes yeux. C'est là ce que je vais essayer de vous démontrer, en appuyant d'ailleurs ce que j'ai avancé par de nouvelles considérations.

J'avais dit que le mot *chlorure de chaux* n'était pas prononcé une seule fois dans votre Notice de

(1) « Celui-là seul a découvert les propriétés désinfectantes du chlore de chaux, qui a reconnu que le chlore de ce chlorure devenait libre sans autre agent que le miasme lui-même.

(*Lettre à M. Vauquelin.*)

1822; vous n'avez point nié ce fait, qui d'ailleurs est incontestable.

J'avais annoncé que le composé de chlore que vous soumettiez à l'action de l'acide sulfurique, ayant été désigné par vous sous les noms de *chlorure de calcium*, et de *muriate sur oxygéné de chaux*, il fallait admettre nécessairement, ou que vous ne vous étiez pas servi de *chlorure de chaux*, puisque vous n'en parliez pas, ou bien, si vous aviez employé ce dernier chlorure, que vous ne connaissiez pas les règles les plus simples de la nomenclature chimique, ce qui, selon moi, n'était pas supposable.

Cette alternative était cruelle, embarrassante. Je sens bien qu'il était désagréable d'avouer l'une de ces deux choses; et pour éviter un aveu pénible, vous avez cherché une tournure que je ne crois pas heureuse. La voici :

« Vous regardez (me dites-vous) le chlorure » de calcium, le chlorure de chaux et le muriate » sur oxygéné de chaux, comme des substances » essentiellement différentes *l'une de l'autre*. .
» . . . .

» Mais, Monsieur, la plupart des chimistes con» fondaient alors (1822), et quelques praticiens » confondent encore aujourd'hui ces trois déno» minations; et si vous vous teniez au courant de la

» science, vous en auriez été convaincu en lisant » le Mémoire sur le chlorure de chaux inséré » dans le *Journal de Chimie Médicale*, tome II. »

Je vous prie de croire, Monsieur, que lors même que l'on aurait dit une pareille chose dans le journal que vous indiquez, je n'en aurais cru ni plus ni moins. Je ne m'amuserai point à vous prouver qu'en 1822 on ne confondait pas les chlorures métalliques, les chlorures d'hydrates, et les muriates sur oxygénés, qui étaient alors, comme aujourd'hui, désignés sous le nom de chlorates; ce sont de ces choses tellement connues, que je crois être poli en m'abstenant de caractériser ici l'étonnement que vous manifestez. Cependant, comme j'aime beaucoup à vérifier les citations que l'on m'indique, et que j'étais d'ailleurs assez curieux de voir comment on avait pu établir que les dénominations *chlorure de calcium*, *chlorure de chaux*, pouvaient être confondues, j'ai ouvert le *Journal de Chimie Médicale*, tome II, et à la page 172 j'ai trouvé un Mémoire de M. Chevallier, sur le chlorure de chaux. J'avoue que je n'ai pas été médiocrement surpris lorsque la première phrase qui a frappé mes regards exprime tout juste le contraire de ce que vous avancez. Elle est ainsi conçue : « Le *chlorure de chaux*, qu'il ne faut pas confondre *avec le chlorure de calcium*, fut préparé, etc. »

Vous m'avouerez que votre citation n'est pas heureuse ; il est donc bien essentiel, d'après vos autorités elles-mêmes, de distinguer le chlorure de chaux du chlorure de calcium ; mais alors comment vous tirez-vous du dilemme que je vous ai posé ?

Si vous vous êtes servi dans vos expériences du *chlorure de chaux*, en le désignant sous le nom de chlorure de calcium, vous avez commis une erreur de nomenclature qui a trompé tous ceux qui auront répété vos expériences, et je conviens que pour un professeur il est dur de faire un pareil aveu.

Si, comme vous l'avez imprimé, vous avez employé le chlorure de calcium, alors il n'y a point d'erreur de nomenclature ; mais dans ce cas, j'ai raison de dire que vous n'avez pas connu le chlorure de chaux à l'époque où vous avez publié votre Notice. Quant à moi, je crois que cette dernière supposition est la vraie ; et j'en trouve la raison dans le soin que vous avez mis à faire disparaître, en 1826, le mot *chlorure de calcium* de votre travail (1).

(1) La suppression du mot chlorure de calcium dans votre formule n'est pas le seul changement qu'ait éprouvé l'édition de votre Notice publiée en 1826, et distribuée à l'Académie des Sciences. En recherchant dans cette Notice les composés de chlore dont on pourrait retirer ce gaz, vous signalez *les chlo-*

Cependant, comme vous avez la liberté du choix, en attendant la détermination que vous prendrez à cet égard, je passe à une autre considération, sur laquelle je n'ai pas assez insisté dans ma Lettre à M. Vauquelin, et qui prouve jusqu'à l'évidence que vous ne vous êtes pas servi dans vos expériences du chlorure de chaux.

J'ai établi dans cette Lettre que quatre onces de ce chlorure contenaient treize litres de chlore, et qu'en supposant, ce que je suis bien loin de croire, que l'eau employée fût saturée de gaz, il s'en perdait au moins onze litres et demi d'une manière presque instantanée.

Ceux qui connaissent l'action irritante du chlore, et qui savent combien peu il en faut pour léser l'organe de la respiration, apprécieront facilement le danger d'un pareil procédé. Si vous eussiez fait l'expérience que vous dites,

rures métalliques, et vous disiez en 1822 : « Celle de ces combi- » naisons (du chlore) qui, par la modicité de son prix, me pa- » raîtrait le plus convenir, est avec le calcium, etc. »

En 1826, vous dites : « Celle de ces combinaisons. . . . . .
. . . .
qui me paraîtrait le plus convenir est, *avec la chaux*, etc. » Et je vous prie de remarquer que ce n'est pas moi qui me sers ici de lettres italiques. Si vous voulez que ces changemens que j'avais signalés soient indifférens, j'y consentirai volontiers ; mais pourquoi les faisiez-vous?

vous n'auriez pas été chassé seulement de votre laboratoire, mais de chez vous. Vous ne l'auriez pas répétée une seconde fois avec les mêmes proportions, et en publiant ce mode de préparation vous auriez signalé en même temps les graves inconvéniens qu'il présentait.

Je crois qu'il est difficile de répondre à cet argument. Aussi, pour y échapper, vous avez cru devoir révoquer en doute les bases du calcul que j'ai indiqué. Vous témoignez votre étonnement de ce que je n'ai pas fait connaître les moyens à l'aide desquels j'ai établi la composition chimique du chlorure de chaux, comme si cette composition n'était pas connue depuis longtemps; ouvrez le tome II du *Traité de Chimie* de Thénard, et à la page 457 vous verrez que le sous-chlorure de chaux est formé comme je l'ai dit, de 100 chaux et 47,25 chlore.

J'arrête ici la discussion de cette question. Les nouvelles considérations que je pourrais présenter ne feraient que nombre et n'ajouteraient rien à la vérité de ce que j'ai avancé. Il est démontré pour moi, non-seulement que vous n'avez pas connu en 1822 les propriétés désinfectantes du chlorure de chaux, mais encore que vous ne connaissiez pas ce composé.

Je ne sais point si les motifs qui ont servi de

base aux conséquences que je viens de déduire vous paraîtront plus concluans que ceux que j'avais précédemment exposés à M. Vauquelin. Il me semble, d'après votre lettre, que vous n'avez pas été satisfait de la manière dont j'ai apprécié le travail de M. Labarraque et le vôtre. Vous trouvez que je suis un peu maladroit, et que je vous ai facilité, pour me servir de vos expressions, les *moyens de changer votre rôle* DE DÉFENSEUR *en celui d'agresseur*. C'est donc à mon tour de me défendre, et je vais répondre d'abord à une explication que vous me demandez à la page 10; elle est ainsi conçue :

« Je serais cependant charmé, pour mon ins-
» truction, que vous eussiez la bonté de faire le
» sujet d'une seconde Lettre, de la différence qui
» existe entre le chlorure et le muriate oxygéné
» de chaux préparés par le même procédé; j'ose
» même vous assurer de la reconnaissance de
» tous les chimistes pour le nouveau pas que
» vous aurez fait faire à la science, en nous di-
» sant ce que sont l'un et l'autre. »

J'aurai l'honneur de vous observer que dans aucun endroit de ma Lettre je n'ai parlé du muriate oxygéné de chaux, et que par conséquent je n'ai point dit qu'il y eût une différence entre le muriate oxygéné et le chlorure de chaux; j'ai parlé dans ma Lettre, comme vous dans votre Notice, du muriate *sur-oxygéné* de chaux : ce qui est très-différent.

Passons à un reproche plus grave. Vous me faites presque un crime de désigner les chlorures désinfectans sous le nom générique de *chlorures d'hydrates*, parmi lesquels vous êtes sur-tout étonné que je comprenne celui de chaux.

« Aucun chimiste (me dites-vous) n'a pu raisonnablement encore établir une nouvelle nomenclature sur la théorie que vous paraissez adopter. Veuillez, je vous supplie, dans la réponse dont vous m'honorerez, m'expliquer la vôtre à ce sujet, pour que je puisse me trouver au niveau des découvertes chimiques. »

La dénomination dont je me suis servi (*chlorures d'hydrates*) est tellement connue, que c'est à regret que j'entre dans des détails pour la motiver. Si vous aviez pris la peine d'ouvrir le *Traité élémentaire* de M. Thénard, tome II, page 457, vous y auriez vu que « l'hydrate de chaux possède la plupart des propriétés que l'on a reconnues à l'hydrate de potasse, et de plus celle d'absorber une grande quantité de chlore, et de former un véritable *chlorure d'hydrate calcaire*. »

Je ne suis donc pas le premier qui me sers de cette expression.

Immédiatement après le passage que je viens de transcrire, M. Thénard ajoute : « Qu'on tenterait vainement d'opérer cette combinaison » avec la chaux vive, etc. »

Le chlore ne se combine donc point avec la chaux, mais avec l'hydrate de chaux ; et si vous ajoutez à cette circonstance que ce gaz ne s'unit avec les oxydes de potassium, sodium, etc., etc., que par l'intermède de l'eau, il me semble que vous serez obligé de convenir que la dénomination que j'ai employée est la plus exacte, et il me sera peut-être permis d'éprouver de l'étonnement en vous voyant ignorer une chose aussi connue.

Il paraît que vous aviez compté me battre sur ce que vous avez bien voulu appeler *ma théorie des chlorures d'hydrates*. Plein de confiance dans vos idées, vous ajoutiez : « Je crains que » son adoption ne présente plus d'une difficulté, » car si nous jugeons de l'*inconnu* par le *connu*, » lorsque le chlorure de chaux désinfectant sera » un chlorure d'*hydrate de chaux*, le chlorure » de soude sera, sans contredit, un *chlorure de* » *sous-carbonate de soude*. »

On voit que vous avez cherché à donner à

votre argument une forme mathématique; mais la forme, lorsqu'elle est seule, est si peu de chose! Je viens de prouver que le chlorure de chaux est un chlorure d'hydrate, et si votre raisonnement était juste, je serais obligé de convenir que le chlorure de soude est un chlorure de sous-carbonate de soude; mais je me garderai bien de faire un pareil aveu. Toutes les personnes qui ont fait du chlorure de soude savent très-bien qu'à une certaine époque de l'opération, tout l'acide carbonique du sous-carbonate alkalin employé abandonne la liqueur, et le dégagement de ce gaz est tellement apparent, que l'on serait tenté de croire que vous n'avez pas plus préparé du chlorure de soude, que vous n'aviez préparé du chlorure de chaux en 1822.

J'arrive enfin à la dernière attaque un peu importante que vous avez dirigée contre moi. Elle est relative à la manière dont j'ai conçu l'action du chlorure de chaux sur les miasmes, les émanations putrides, etc.; elle ne vous paraît pas satisfaisante. Voyons d'abord ce que j'ai dit, ensuite nous discuterons.

M. Labarraque, disais-je, « a reconnu que le » chlorure de chaux, par exemple, était une » combinaison dans laquelle le chlore et la

» base étaient retenus par une affinité très-fai-
» ble. Il a observé que lorsque ce chlorure dis-
» sous dans l'eau était exposé dans un lieu où
» il existait des miasmes, des émanations pu-
» trides, etc., l'affinité du chlore pour ces
» miasmes l'emportant sur l'affinité qui l'unit
» à la chaux, le chlore devenait instantanément
» libre et le miasme était détruit. »

D'abord vous voyez dans ces paroles une théorie, une explication. Je ne partage pas votre opinion à cet égard. Examinons quel est de nous deux celui qui a raison.

N'est-ce pas un fait constaté, depuis le travail de M. Labarraque, que lorsque l'on met en contact un chlorure alkalin liquide, avec des miasmes, des émanations putrides, etc., ces miasmes, ces émanations sont instantanément dénaturées?

N'est-ce pas un autre fait également reconnu, que le chlore renfermé dans le chlorure alkalin, est l'agent qui opère la destruction du miasme, de l'émanation putride?

Si vous admettez ces deux faits, dont vous tenteriez vainement, d'ailleurs, de nier l'exactitude, vous êtes obligé nécessairement de conclure avec moi que le chlore qui était uni à la chaux dans le chlorure, doit avoir plus d'affinité pour le miasme, puisqu'il abandonne instantanément l'alkali avec lequel il était uni. Ce n'est donc pas une explication que j'ai prétendu donner. Je me suis borné à déduire de faits incontestables une conséquence rigoureuse.

Je vous dirai d'ailleurs que je n'ai pas cherché à expliquer, dans ma Lettre à M. Vauquelin, l'action des chlorures dans la désinfection, parce que ce n'était pas nécessaire pour atteindre le but que je me proposais. Dans votre Lettre, au contraire, l'explication que vous donnez de l'action des chlorures est une affaire importante, aussi vous la développez avec une complaisance tout-à-fait paternelle; on voit que vous avez éprouvé beaucoup de plaisir à la créer, et je vous prie de croire que c'est à regret que je me vois obligé de détruire le charme, et de vous prouver qu'elle ne peut point supporter le plus léger examen.

Transcrivons d'abord votre explication : nous la combattrons ensuite.

« Le chlorure de chaux, tel qu'on l'emploie » comme préparation désinfectante, est un » composé dans lequel le chlore et la chaux » sont, il est vrai, dans un état de combinai- » son; *mais l'affinité qui existe est si petite,* » *que la simple exposition au contact de l'air*

» *suffit pour la rompre en partie, et pour donner lieu à un dégagement de chlore, qui, se répandant dans l'air et y rencontrant des miasmes, les désorganise.* »

Afin que vous trouviez concluans les argumens dont je vais me servir pour détruire votre théorie, je vais les puiser dans un passage de M. Thénard (tom. II, p. 458), que je vous demande la permission de transcrire ici littéralement.

« D'ailleurs, la dissolution de chlorure (chlorure de chaux) présente quelques autres phénomènes intéressans. Une longue ébullition n'en vaporise que peu de chlore. Les acides, au contraire, mettent ce gaz en liberté. L'acide carbonique lui-même produit cet effet : aussi la dissolution se couvre-t-elle peu-à-peu de carbonate de chaux dans son contact avec l'air. »

Si je comprends bien cette phrase, il me semble que l'on doit en conclure :

1°. Que l'air atmosphérique ne décompose le chlorure de chaux qu'au moyen de l'acide carbonique qu'il renferme;

2°. Que la quantité de chlore qui se dégage est très-petite, même par une ébullition long-temps soutenue;

3°. Que cette petite quantité de chlore qui devient libre, se développe peu-à-peu.

Ces conséquences ruinent votre théorie. Si elle était vraie, le chlorure de chaux ne détruirait le miasme, l'émanation putride, etc., etc., que d'une manière lente, au fur et à mesure que le chlore se dégage, et il ne s'en dégage que très-peu dans beaucoup de temps, tandis que M. Labarraque a prouvé que l'effet des chlorures était instantané.

L'air atmosphérique et son acide carbonique ne jouent donc ici aucun rôle, et il suffit, pour que la désinfection ait lieu, que le miasme(1) et le chlorure soient en présence. C'est, comme je l'ai établi, l'affinité réciproque du miasme et du chlore qui produit le phénomène.

J'avais donc raison de dire que votre théorie ne pouvait être admise, et je pense que si une explication était nécessaire, il serait plus raisonnable de supposer que les miasmes et les émanations putrides se formant aux dépens des substances végétales et animales en décomposition, sont

(1) Les miasmes, les émanations délétères, etc., etc., qui sont les résultats de la fermentation putride, renferment-ils des acides, comme vous paraissez le croire? Je l'ignore, et je pense qu'une pareille assertion est, dans l'état actuel de la science, une supposition tout-à-fait gratuite.

composés des mêmes élémens qui constituent ces corps organiques; ces miasmes, ces émanations contiendraient donc de l'hydrogène, et ce serait à l'affinité si connue du chlore pour ce gaz qu'il faudrait attribuer leur destruction. Le chlorure de chaux agirait sur ces corps de la même manière qu'il agit sur les matières colorantes, sur l'indigo, par exemple. Il les détruit aussi par le chlore qu'il renferme et qui s'empare de leur hydrogène. Voilà, ce me semble, l'explication la plus probable, et je suis encore obligé de vous témoigner l'étonnement que j'éprouve de vous voir proposer une théorie insoutenable, lorsqu'il y en a une toute naturelle et si généralement admise par toutes les personnes qui s'occupent un peu de chimie.

Je me proposais, Monsieur, de terminer ici cette Lettre; mais en relisant celle que vous m'avez adressée, j'ai trouvé si extraordinaire la manière dont vous la terminez, que, malgré le déplaisir que j'éprouve à appeler sur moi l'attention du public, je crois ne pouvoir me dispenser d'y répondre.

« Je désire beaucoup (me dites-vous) que » vous ne trouviez dans ma défense que l'obliga- » tion que vous m'avez imposée, de soutenir mes » titres, je dirai même mes droits à la chaire » pour laquelle nous sommes en concurrence, etc. »

J'avoue que *vos droits à la chaire pour laquelle nous sommes en concurrence* m'ont fait sourire. Je ne veux point ici rechercher si, parmi les candidats à cette chaire, il en est dans la bouche desquels un pareil langage ne fût pas déplacé; mais ce que je puis prouver, c'est ce que si quelqu'un a des droits, ce n'est certainement pas vous.

Je suis l'un des professeurs adjoints de l'École de Pharmacie, et le plus ancien; vous êtes étranger à cet établissement.

Depuis trois années j'y enseigne publiquement la chimie, et il me suffit de dire que j'ai su retenir de nombreux auditeurs immédiatement après M. Bérard.

L'École de Pharmacie m'a présenté comme son candidat à la chaire qui est vacante. Vous n'avez pas eu une seule voix, tandis que j'ai réuni tous les suffrages.

Enfin, placé par la section de Chimie de l'Académie des Sciences le premier sur une liste de présentation où vous n'occupiez que le troisième rang, le choix de l'Académie s'est porté sur moi.

Voilà mes titres. Quant à vos droits, ils résident sans doute dans les travaux que vous avez publiés. L'examen que j'ai fait de celui auquel vous paraissez attacher le plus de prix fixera, je pense, l'opinion sur la valeur des autres. Je ne conçois pas d'ailleurs comment vous avez pu vous imaginer qu'avoir préparé du sirop de raisin dans le royaume de Naples, et avoir fait des analyses d'eaux minérales que l'on n'a publiées nulle part, ou que l'on a publiées sans faire connaître les moyens analytiques que l'on a mis en usage, étaient des titres scientifiques dignes d'être signalés à une académie (1).

En résumant la longue discussion dans laquelle votre Lettre m'a engagé, il me semble,

1°. Que j'ai fortifié par de nouvelles preuves les opinions que j'avais exprimées à M. Vauquelin. Je ne reviendrai plus sur cette discussion, qui me paraît tout-à-fait élucidée.

2°. Que j'ai répondu aux explications que vous m'avez demandées.

Vous étiez fort inquiet de savoir comment j'avais pu connaître la composition chimique du chlorure de chaux, et je vous ai indiqué le passage du *Traité* de M. Thénard où elle est consignée.

Vous désiriez connaître quelle différence je faisais entre le chlorure de chaux et le muriate oxygéné de chaux; je vous ai fait observer que je n'avais parlé nulle part de ce muriate, mais bien du muriate suroxygéné, ce qui n'est pas la même chose.

(1) *Voyez* la Notice que vous avez distribuée à l'Institut sur vos travaux chimico-pharmaceutiques.

3°. Que j'ai repoussé les attaques que vous avez dirigées contre quelques passages de ma Lettre.

Vous paraissiez croire que j'avais été le premier à me servir de l'expression *chlorure d'hydrate ;* j'ai établi que cette dénomination était employée par des chimistes du premier ordre, et je la crois d'ailleurs suffisamment motivée.

Je vous ai prouvé que je n'avais pas, dans ma Lettre à M. Vauquelin, cherché à expliquer l'action désinfectante des chlorures ; j'ai détruit la théorie que vous aviez imaginée pour expliquer ce phénomène, et je vous ai donné celle qui est généralement admise.

4°. Que j'ai apprécié à leur juste valeur ce que vous appelez *vos droits* à la chaire de professeur qui est vacante.

Je termine ici cette Lettre déjà beaucoup trop longue, en vous priant de me croire,

Monsieur,

Votre très-humble et très-obéissant serviteur,

POUZIN,

Agrégé à la Faculté de Médecine de Montpellier.

Paris, 7 octobre 1826.

GUEFFIER, IMPRIMEUR DE L'ATHÉNÉE DE MÉDECINE.

www.ingramcontent.com/pod-product-compliance
Ingram Content Group UK Ltd.
Pitfield, Milton Keynes, MK11 3LW, UK
UKHW020231180726
13838UKWH00005B/2323

9 782329 360485